INSPECTION MÉDICALE DES ÉCOLES

Créée par Arrêté préfectoral du 29 janvier 1920

I. — Réglementation

II. — Instructions aux Médecins-Inspecteurs des Écoles

III. — Extraits de Lois, Décrets, Circulaires

BESANÇON

LA SOLIDARITÉ, IMPRIMERIE COOPÉRATIVE
6 et 8, Rue Gambetta, 6 et 8

1920

INSPECTION MÉDICALE DES ÉCOLES

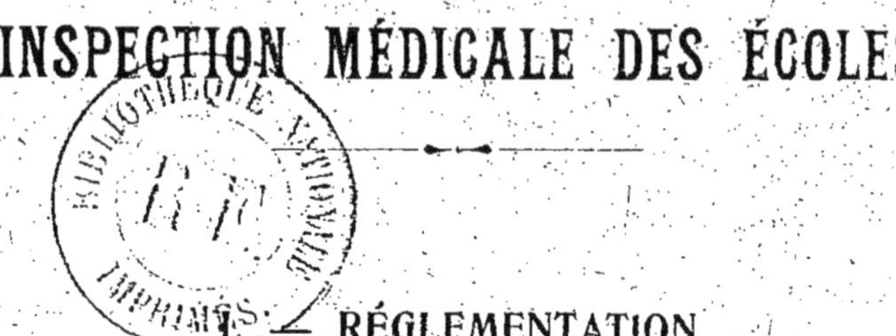

I. — RÉGLEMENTATION

Nous, Préfet du Doubs, Officier de la Légion d'honneur,

Vu la loi du 15 février 1902 relative à la protection de la santé publique ;

Vu la loi du 30 octobre 1886 sur l'organisation de l'enseignement primaire ;

Vu le décret du 18 janvier 1887 relatif à l'exécution de la loi organique précitée sur l'enseignement primaire, notamment l'art. 141 ;

Vu le rapport de M. l'Inspecteur d'Académie, en date du 1er septembre 1919 ;

Vu la délibération du Conseil général du Doubs, en date du 29 septembre 1919, tendant à la création d'un service d'inspection médicale des écoles dans le département, et portant vote d'un crédit de 70.000 francs pour l'organisation dudit service ;

Vu l'arrêté préfectoral du 15 décembre 1919 portant réglementation des services départementaux d'hygiène réorganisés et centralisés sous une même unité de direction et de contrôle, et ayant dans leurs attributions l'inspection médicale des écoles ;

Vu les délibérations du Conseil départemental d'hygiène des 12 décembre 1919 et 10 janvier 1920 ;

Arrêtons :

Article premier. — L'Inspection médicale des Écoles est instituée dans le département du Doubs, sous l'autorité du Préfet et sous le contrôle de l'Inspecteur départemental d'hygiène.

Art. 2. — Ce service pourra être confié aux médecins de l'assistance médicale gratuite dans leurs circonscriptions médicales respectives. Ne seront pas chargés de ce service les médecins dont la clientèle trop nombreuse absorbe tout le temps et, d'autre part, les médecins que l'âge ou les infirmités empêcheraient de faire, soit les tournées pénibles, soit l'examen attentif des enfants qui réclame l'application des méthodes reconnues les meilleures et, au besoin, les plus modernes.

Toutefois le nombre des enfants à examiner devra rester inférieur à 1.000 par médecin-inspecteur.

Les centres de Besançon, Audincourt, Montbéliard et Pontarlier sont subdivisés en circonscriptions spéciales.

L'Inspection médicale s'étend à tous les établissements publics ou privés affectés à l'enseignement primaire dans le département (loi du 30 octobre 1886 et décret du 18 janvier 1887).

Elle doit porter : 1° sur les locaux scolaires ; 2° sur l'hygiène des établissements ; 3° sur l'état sanitaire des élèves ; 4° sur les mesures hygiéniques spéciales relatives à la tuberculose et aux maladies contagieuses.

OBLIGATIONS DES MÉDECINS-INSPECTEURS

Art. 3. — Le médecin-inspecteur est tenu de procéder : 1° à deux visites annuelles comportant chacune l'inspection individuelle des enfants, et l'inspection hygiénique des locaux, la seconde visite étant plus spécialement réservée à la surveillance des enfants suspects et à l'exécution des prescriptions antérieures ; 2° à une visite mensuelle dans les écoles maternelles ; 3° à des visites supplémentaires en cas d'épidémie.

Art. 4. — Autant que possible, le médecin-inspecteur avisera plusieurs jours à l'avance le Directeur de l'école, de la date de son inspection. Cette date devra rester ignorée des familles.

INSPECTION DES LOCAUX SCOLAIRES ET SURVEILLANCE HYGIÉNIQUE DES ÉTABLISSEMENTS

Art. 5. — L'Inspection médicale des écoles portera :

1° Sur les locaux scolaires et sur le mobilier scolaire, soit des internats, soit des externats.

A ce titre, l'Inspection médicale sera appelée à donner son avis aux municipalités sur le choix des emplacements, sur les plans et aménagements des établissements scolaires, sur le choix du mobilier scolaire.

Pour les établissements déjà existants, elle signalera les imperfections des locaux ou du matériel ainsi que les améliorations à réaliser ; elle portera également sur le logement de l'instituteur et sur les causes d'insalubrité dans le voisinage immédiat.

2° Sur le régime scolaire des établissements.

A ce titre elle portera sur l'observation des règlements concernant l'aération, l'alimentation, le chauffage, l'éclairage, les soins de propreté, ainsi que les règlements qui fixent la durée du travail sédentaire, du repos, du sommeil, des repas, des exercices physiques.

ÉTAT SANITAIRE DES ÉLÈVES

Art. 6. — La première visite individuelle sera effectuée au cours du premier trimestre qui suit la rentrée des classes.

Le résultat de l'examen sera consigné sur un carnet médical comprenant deux parties distinctes : une fiche de mensuration et une fiche sanitaire.

La fiche de mensuration sera remplie par l'instituteur d'après les instructions données par le médecin-inspecteur : elle comprendra l'indication du poids, de la taille et du périmètre thoracique et mentionnera en outre la mesure de l'acuité visuelle.

La fiche sanitaire sera remplie par le médecin lui-même et l'examen portera notamment sur l'état des voies respiratoires, du système cutané, sur les organes de la vue et de l'ouïe, la dentition, la colonne vertébrale, le cœur, etc.

Cette fiche est secrète et sera conservée par le médecin.

PRESCRIPTIONS DU MÉDECIN-INSPECTEUR

Art. 7. — Après chaque visite, le médecin-inspecteur :
1° inscrira sur un registre spécial toutes les indications relatives aux enfants à surveiller : modération du travail intellectuel, suppression de la gymnastique, protection de la vue, etc., et ceux qui devront être soumis à un contrôle médical. Il y notera également ses observations sur l'hygiène scolaire ;
2° il adressera à l'Inspecteur départemental un rapport sur les locaux scolaires et les mesures d'hygiène à prendre.

Pour Besançon, ce rapport sera transmis au Directeur du Bureau d'hygiène.

Sous pli fermé, il remettra aux enfants un avertissement aux parents si leur état de santé nécessite des soins particuliers ou une surveillance.

EXÉCUTION DES PRESCRIPTIONS DU MÉDECIN-INSPECTEUR

Art. 8. — Les observations relatives à l'insalubrité des locaux seront transmises au Préfet qui les communiquera aux municipalités intéressées et, en cas de non-exécution, prendra toutes mesures que lui dicteront les circonstances, par application des lois des 10 juillet 1903 et 15 février 1902.

Art. 9. — En ce qui concerne la santé des enfants, le médecin-inspecteur s'assurera par tous les moyens en son pouvoir que les prescriptions données aux familles ont été exécutées.

Dans le cas contraire, il leur donnera un nouvel avertissement et, après avoir constaté la négligence des parents, transmettra ses observations à l'Inspection départementale d'hygiène qui avisera aux mesures à prendre pour obtenir un résultat.

MESURES DE PROPHYLAXIE CONTRE LES MALADIES CONTAGIEUSES

Art. 10. — Le médecin-inspecteur assurera l'observation de toutes les prescriptions réglementaire qui tendent à mettre l'école à l'abri de ces maladies (règlement du 18 août 1893).

Les enfants reconnus contagieux seront renvoyés à leurs parents avec un avis motivé.

En ce qui concerne le personnel, le médecin-inspecteur signalera confidentiellement à l'Inspecteur d'Académie les mesures à prendre.

Art. 11. — En cas d'épidémie, le médecin-inspecteur sera prévenu par l'Inspection départementale d'hygiène qui centralise les déclarations des maladies contagieuses dans le département ou, en cas d'urgence, par l'instituteur.

Pour la ville de Besançon, l'avertissement sera transmis par le Directeur du Bureau municipal d'hygiène.

Art. 12. — Le médecin-inspecteur pourra réclamer le concours gratuit du Laboratoire départemental de bactériologie pour la recherche et l'isolement des porteurs de germes dans les cas d'épidémie de diphtérie ou de méningite cérébro-spinale.

Art. 13. — Il rendra compte de son enquête à l'Inspecteur départemental d'hygiène qui jugera d'accord avec lui sur l'opportunité des nouvelles mesures à prendre et fixera la date de la désinfection.

Art. 14. — Lorsqu'une épidémie de diphtérie nécessitera l'exécution de mesures spéciales réclamant une intervention trop importante pour le médecin-inspecteur, comme par exemple l'injection préventive de sérum à tous les enfants d'une école, le Préfet pourra faire appel au concours de médecins d'autres circonscriptions pour lui venir en aide.

CAISSE DES ÉCOLES

Art. 15. — Les caisses des écoles rendues obligatoires par la loi du 28 mars 1882 seront réinstallées par les soins des municipalités. Elles pourront entretenir une petite réserve de fortifiants et de vêtements chauds qui sera à la disposition du médecin-inspecteur.

Elles pourront recevoir des crédits du département, de l'Etat (1), et des œuvres de bienfaisance.

Art. 16. — Chaque année, le médecin-inspecteur dressera une liste des enfants susceptibles d'être envoyés aux colonies scolaires de vacances.

Art. 17. — A la fin de chaque année, le médecin-inspecteur établira le casier sanitaire de chaque établissement et adressera un rapport général à l'Inspecteur départemental d'hygiène.

RÔLE DE L'INSTITUTEUR

Art. 18. — Tout refus d'inspection de la part d'instituteurs privés entraînera les sanctions réglementaires (art. 9 de la loi du 30 octobre 1886).

---

(1) Dans les communes dont le centime n'excède pas 30 francs, la Caisse des Ecoles aura droit à une subvention de l'Etat au moins égale au montant de la subvention accordée par la commune.

L'instituteur prêtera son concours :

1° En aidant aux opérations de pesée, de mensuration et de mesure de l'acuité visuelle et auditive ;

2° En renseignant le médecin-inspecteur sur les suites données à ses prescriptions ;

3° En faisant aux enfants, après la visite du médecin-inspecteur, une causerie pour leur faire comprendre le but et l'utilité du service ;

4° En s'assurant que l'avertissement aux parents sur l'état de santé de l'enfant est bien arrivé à destination.

RÔLE DU MAIRE

Art. 19. — Le Maire est chargé :

1° De désigner une chambre chauffée dans les locaux de la mairie si les opérations de pesée ou l'inspection médicale ne peuvent être effectuées à l'école même ;

2° De mettre à la disposition de l'instituteur, la bascule indispensable aux opérations de pesée.

RÔLE DES FAMILLES

Art. 20. — Le Service d'inspection médicale prévu par la loi du 30 octobre 1886, art. 9, constitué dans un but d'hygiène publique et approuvé par les autorités préfectorale et académique, a un caractère obligatoire.

Tout refus de se soumettre à l'examen des médecins serait considéré comme un refus de participer à un service réglementaire et entraînerait les sanctions d'usage.

Les familles auxquelles des prescriptions auront été formulées sont instamment priées, dans l'intérêt de la santé de leurs enfants, de recourir aux soins qui leur sont suggérés.

DÉPENSES DU SERVICE

Art. 21. — Les dépenses du Service comprennent les dépenses d'organisation et les dépenses de fonctionnement.

Les dépenses d'organisation comportent les frais des carnets médicaux, des registres d'école, des échelles optométriques, et des rubans métriques.

Les dépenses de fonctionnement comportent :

48.000 Carnets médicaux	3.000	»
1.000 Registres d'école	1.000	»
636 Echelles optométriques	1.272	»
636 Rubans métriques	318	»
Indemnités aux médecins-inspecteurs, à raison de 1 fr. 15 par élève dans les centres scolaires siège de leur résidence (21.862 enfants)*	25.141	30
et 1 fr. 50 dans les communes en dehors de la résidence (26.112 enfants)*	39.168	»
TOTAL	69.899	30

* Population scolaire en 1917 : 47.974 enfants.

Art. 22. — Les dépenses occasionnées par le fonctionnement du Service de l'Inspection médicale des écoles seront supportées par les communes et le département dans des conditions déterminées par le barême ci-après établi selon la valeur du centime communal.

VALEUR DU CENTIME COMMUNAL	PORTION DE LA DÉPENSE A COUVRIR	
	par les communes	par le département
Au-dessous de 20 fr	30 %	70 %
De 20 fr. 01 à 40	35	65
De 40 fr. 01 à 60	40	60
De 60 fr. 01 à 80	45	55
De 80 fr. 01 à 100	50	50
De 100 fr. 01 à 200	55	45
De 200 fr. 01 et au-dessus . . .	60	40

Art. 23. — M. le Secrétaire général de la Préfecture, MM. les Sous-Préfets, Maires, Inspecteur départemental d'hygiène, Médecins-Inspecteurs des écoles, Inspecteur d'Académie, Inspecteurs primaires, Instituteurs, Délégués cantonaux, Comité de patronage des Écoles maternelles, Dames surveillantes des Internats de jeunes filles, sont chargés, chacun en ce qui le concerne, de l'exécution du présent arrêté, qui sera inséré dans le *Recueil des Actes administratifs* et dont l'effet remontera au 1er janvier 1920.

Besançon, le 29 janvier 1920.

Le Préfet du Doubs,

P. BACOU.

II. — INSTRUCTIONS ET RECOMMANDATIONS

aux Médecins-Inspecteurs des Ecoles

L'application de l'Inspection médicale dans les écoles exigera de la part des médecins chargés de ce Service un effort surtout considérable au début. Exceptionnellement pour l'année courante, la première visite devra être effectuée au cours du premier semestre. Quant à la seconde visite, portant plus spécialement sur la surveillance des enfants suspects et l'observation des prescriptions antérieures, il est d'une importance capitale qu'elle soit terminée en décembre 1920, afin de permettre l'établissement d'un compte-rendu complet sur le fonctionnement du Service pendant la première année.

Dans ce rôle complexe de surveillance sanitaire du milieu scolaire, les médecins auront besoin d'une collaboration active et intelligente qui comprenne la lutte constante et indispensable contre l'inertie de certaines municipalités ou des populations. Cette collaboration, ils la trouveront chez l'instituteur qui sera pour eux un auxiliaire précieux, intéressé lui-même à la cause et encouragé et soutenu par l'autorité académique.

TITRE Ier

INSPECTION DES LOCAUX. — RAPPORT-QUESTIONNAIRE

La visite des locaux scolaires réclamera une inspection minutieuse dans la plupart des communes. Les médecins s'inspireront du règlement modèle du 18 août 1893 et des instructions du 18 janvier 1887 insérées à la fin de cette notice et pourront consulter avec profit les ouvrages suivants :

Hygiène scolaire, par Dr Dufestel, 1909 (Doin, éditeur).

Hygiène scolaire, par Méry et Genevrier (in traité Brouardel et Mosny 1914, Baillière).

Hygiène scolaire Labat et Polin, 1896 (Carré, éditeur).

Le médecin-inspecteur répondra au rapport-questionnaire que l'on trouvera ci-annexé.

Le questionnaire rempli et complété par l'indication comme conclusion des mesures d'hygiène à prendre, sera transmis à l'Inspecteur départemental d'hygiène.

Ce rapport servira de base pour provoquer l'exécution des mesures qu'il comporte. Mais il est bien évident que le médecin-inspecteur peut et doit user de son autorité pour engager les municipalités à faire les travaux de salubrité qu'il juge indispensables sans attendre qu'ils soient ordonnés par le Préfet.

TITRE II

INSPECTION INDIVIDUELLE DES ÉLÈVES. — CARNET MÉDICAL

La conception française de l'inspection scolaire limite son action à l'intérieur de l'école et a pour but : 1° de protéger la collectivité contre les maladies contagieuses ; 2° de renseigner les parents sur l'état de santé de leurs enfants et de provoquer les soins du médecin. (Médecin choisi par la famille ou médecin de l'assistance chez les indigents).

Le carnet médical est conforme au modèle ci-joint. Il se compose deux parties : la fiche de mensuration et la fiche sanitaire.

1° La fiche de mensuration est complètement distincte de la fiche sanitaire ; toutes les indications qu'elle comporte peuvent être remplies par l'instituteur ; l'instrumentation nécessaire comprend une bascule que l'on trouve dans toutes les communes et un ruban métrique, non extensible. (Pour la pesée, les garçons garderont seulement le pantalon et la chemise ; les filles, le jupon et la chemise). La toise pourra être remplacée par une graduation contre une paroi verticale quelconque et une équerre.

Le périmètre thoracique sera pris sur la ligne bimamelonnaire et on notera la différence des mesures prises en expiration forcée et en inspiration forcée.

La fiche sanitaire essentiellement confidentielle sera rédigée et conservée par le médecin lui-même sous sa responsabilité.

Il semble désirable, pour éviter toute indiscrétion, que ces fiches soient placées dans une enveloppe ou un paquet scellé par le médecin.

Ce scellé pourra être, au gré du médecin, conservé à son domicile personnel ou conservé à l'école ou à la mairie par l'instituteur, en lieu sûr.

Le médecin aura à s'assurer de l'intégrité des scellés, et, ses opérations terminées, il replacera chaque fois le paquet de fiches sous scellés.

La fiche sanitaire devra être rédigée de telle façon que rien ne puisse blesser les susceptibilités des parents ou du médecin traitant.

Elle devra donner des renseignements aussi précis que possible sur la santé de l'enfant, et formuler au besoin des indications sommaires sur les prescriptions hygiéniques à observer et les points faibles à surveiller.

Néanmoins, il est essentiel qu'au cours de ses opérations, le médecin-inspecteur se cantonne dans ses attributions, et qu'en aucun cas, il ne transforme son rôle à l'école en celui de médecin-traitant.

Mais, comme en pratique, il arrivera souvent qu'il sera en même temps le médecin des familles et le médecin de l'assistance médicale gratuite, il aura à ce titre à intervenir auprès des parents, en un autre lieu que l'école et en une autre circonstance.

La fiche sanitaire pourra être communiquée aux familles sur leur demande.

En cas de départ de l'enfant, elle sera transmise au médecin de la nouvelle circonscription, ou à la famille s'il quitte définitivement l'école.

Autant qu'il lui sera possible, le médecin-inspecteur informera à l'avance l'instituteur de la date probable de sa visite. Ce dernier pourra ainsi, en ce qui le concerne, procéder aux mensurations et aux divers préparatifs, ayant eu bien soin de ne pas avertir les enfants de la date projetée, afin que ceux-ci ne se soustraient à l'inspection.

La visite mensuelle exigée dans les écoles maternelles sera très sommaire et n'aura pour but que de dépister par un examen rapide les maladies contagieuses si fréquentes chez les tout jeunes enfants.

A titre de renseignement, et pour diriger son examen et ses recherches, le médecin-inspecteur pourra se servir du questionnaire spécial ci-annexé.

Comment procéder à la Visite individuelle

En principe, le médecin-inspecteur ne pourra remplir sa mission qu'avec l'assentiment des parents.

L'enfant lui sera donc présenté, soit par ceux-ci, soit par une personne autorisée à cet effet et qui pourra être l'instituteur.

La visite individuelle nécessitera une attention toute spéciale, un effort de travail et ne s'accomplira pas sans quelques difficultés matérielles d'exécution que le médecin devra résoudre par son ingéniosité et sa prudence.

L'instituteur le renseignera et l'aidera dans sa tâche.

L'enfant devra être examiné seul et à part, et non devant ses camarades.

Il sera le plus souvent nécessaire de le dévêtir partiellement, mais avec prudence et ménagement.

Le médecin-inspecteur, en praticien expérimenté, saura toujours en pareil cas procéder avec tout le tact désirable et recueillir rapidement les renseignements qui lui sont nécessaires.

Pour cette inspection, il pourra si besoin est, demander au maire d'utiliser une salle de la mairie qui devra être chauffée.

En pratique, pour l'ensemble des enfants, dont l'évolution est normale, l'examen, bien que complet, n'aura pas besoin d'être approfondi et ne suscitera pas de difficultés.

Il n'en sera pas de même pour quelques-uns qui présenteront quelque chose d'anormal et pour lesquels précisément l'inspection médicale est nécessaire.

C'est pour ceux-là qu'un examen un peu plus approfondi entraînera des prescriptions parfois peu faciles à faire exécuter.

Le médecin devra se concilier la pleine confiance des parents pour leur faire comprendre que des soins médicaux sont à donner à leur enfant.

Il est à remarquer qu'il n'est armé d'aucun pouvoir légal, les règlements n'envisageant que l'exclusion de l'école pour cause de maladies contagieuses.

Malgré tout, grâce à l'autorité morale dont il dispose et que lui confère son savoir, il doit, par la persuasion seule, aboutir à faire exécuter ses prescriptions.

Il doit faire en sorte que sa mission soit accueillie avec bienveillance et même reconnaissance, de la part des parents convaincus que tout se fait pour les motifs les plus nobles et pour le plus grand bien de leurs enfants.

En aucun cas, l'inspection médicale ne doit ressembler à une inquisition ou à un conseil de révision auque les parents et les enfants auraient tendance à se soustraire.

Le médecin-inspecteur devra se garder de blesser des susceptibilités plus ou moins légitimes des familles ou du médecin-traitant.

Résultats et conséquences de l'Inspection médicale

L'inspection médicale doit être efficace : pour qu'un effort aussi considérable que celui qui vient d'être consenti par le département porte ses fruits, il est nécessaire que les prescriptions sur l'amélioration hygiénique des locaux scolaires et les conseils donnés aux familles pour sauvegarder la santé de leurs enfants soient suivis d'une sanction.

Sur le premier point la loi et efficace (1), mais il n'en est pas de même pour les soins médicaux si, par négligence ou mauvaise volonté, les parents refusent de s'y conformer et laissent l'état de leurs enfants s'aggraver.

En attendant que l'Etat intervienne, il est donc nécessaire que par tous les moyens on s'efforce d'obtenir un résultat. Sans compromettre le secret professionnel, le médecin-inspecteur ne peut se départir du carnet médical ; mais il lui sera toujours possible de fournir à l'instituteur des indications sur l'orientation des soins à donner aux enfants, de façon à lui permettre de s'enquérir s'ils ont été réalisés ou de les leur rappeler dans le cas contraire.

Enfin, si cet avertissement reste sans effet, il appartient au médecin-inspecteur de signaler le cas à l'Inspecteur départemental d'hygiène, qui, par tous les moyens en son pouvoir et au besoin par des visites spéciales au cours de ses inspections, s'efforcera d'obtenir satisfaction.

Des instructions complémentaires pourront être envoyées dans la suite.

Le Préfet du Doubs,

P. Bacou.

---

(1) Voir extraits de lois et décrets en annexe.

ANNEXE I

Rapport-Questionnaire sur les conditions hygiéniques
de l'école de.

L'emplacement est-il central, d'accès facile, sur un sol bien drainé et sec, ne permettant pas la stagnation des eaux ?

Existe-t-il, à proximité, des établissements insalubres ou d'autres incommodités ?

Le bâtiment scolaire est-il convenable et en bon état ?

Le rez-de-chaussée est-il exhaussé ?

Quelle est l'orientation des salles de classe ?

Existe-t-il un vestibule et un vestiaire ?

Les classes ont-elles une entrée indépendante ?

Les dimensions des classes assurent-elles une surface de 1ᵐ25 par élève pour 4 mètres de hauteur ou 5 mètres cubes par élève ?

Eclairage naturel. — Les fenêtres sont-elles suffisantes pour que la lumière éclaire toutes les tables ?

L'éclairage est-il bilatéral ou unilatéral ?

Dans ce dernier cas, vient-il de la gauche des élèves ?

La face opposée a-t-elle des baies d'aération ?

Comment est pratiqué l'éclairage artificiel ?

Est-il suffisant ?

Quel est le mode de chauffage ?

Si c'est un poêle est-il à double enveloppe métallique ?

Laisse-t-il échapper des gaz nuisibles ?

Le rayonnement est-il trop intense ?

Le tirage de la cheminée est-il bon ?

La clef de tirage ne doit pas exister.

La ventilation est-elle assurée si la température ne permet pas l'ouverture des fenêtres ?

Par quels moyens ?

Le sol des classes est-il en ciment ou en bois ?

Est-il usé et emmagasine-t-il la poussière ?

Est-il lavé chaque semaine avec un antiseptique ?

Par qui et comment est pratiqué le balayage journalier ?

Les murs sont-ils propres et secs ?

Sont-ils revêtus d'une peinture lavable ou d'une couche de plâtre tous les ans ?

Quelles sont les causes d'humidité ?

Le mobilier scolaire est-il conforme au règlement et en bon état ?

Pour les internats, les dortoirs sont-ils aérés, de dimensions suffisantes pour assurer 15 mètres cubes par élève ?

Sont-ils surveillés et éclairés la nuit ?

Une pièce spéciale est-elle affectée comme réfectoire ?

Le logement de l'instituteur est-il sans communication avec les salles de classes ?

Présente-t-il des causes d'insalubrité ?

Existe-t-il un préau couvert de surface suffisante pour assurèr 1ᵐ25 à chaque élève ?

La cour est-elle spacieuse et sablée ?

Les cabinets sont-ils en dehors du bâtiment scolaire et propres ?

Existe-t-il des fosses mobiles ou une fosse étanche munie d'une cheminée d'aération ?

Comment se font les vidanges ?

Comment se fait l'écoulement des eaux résiduaires ?

Quelle est l'origine et la qualité de l'eau d'alimentation ?

Quelles sont les autres causes d'insalubrité signalées ?

CONCLUSIONS ET PROPOSITIONS DU MÉDECIN-INSPECTEUR

....

....

1° Mesures à prendre d'urgence......................................

....

2° Mesures à prendre ultérieurement................................

....

ANNEXE II

Tableau des Maladies sur lesquelles le Médecin-Inspecteur devra porter spécialement son attention

Examen du squelette. — Noter l'assymétrie faciale, le prognathisme, le rachitisme, la coxalgie, l'arthrite, etc., les pieds bots, colonne vertébrale, noter la cyphose, la scoliose.

Examen de la peau. — Dépister la gale, phtiriase, pelade, impetigo, verrues, etc.

Rhino-pharynx. — Noter si les amygdales sont hypertrophiées, signaler les malformations du voile du palais, les végétations adénoïdes, les troubles de la phonation. Se méfier de la diphtérie nasale.

Bouche et dentition. — Noter l'état général de la denture, surveiller l'évolution de la deuxième dentition. Signaler la stomatite aphteuse.

Cœur. — Noter si son fonctionnement est normal, indiquer les lésions et signaler la contre-indication des sports.

Adénopathie trachéo-bronchique. — Signes physiques : matité des régions ganglionnaires antérieures et postérieures;

expiration prolongée et soufflante au niveau du hile se prolongeant le long de la colonne vertébrale, inspiration quelquefois rude et soufflante, le plus souvent notablement affaiblie dans tout le poumon correspondant, broncho-égophonie transmission nette de la voix chuchotée en étendue plus ou moins grande, voix soufflée.

Signes de la tuberculose pulmonaire. — I° *Période de germination :* 1ʳᵉ Etape. Modification portant sur l'inspiration seulement. Inspiration faible limitée au sommet, avec défaut d'expansion pulmonaire, inspiration rude (très important).

2ᵉ Etape. Modifications de l'inspiration + modification des vibrations (augmentées).

3ᵉ Etape. Mêmes signes + modification de tonalité, à la percussion et expiration prolongée.

II° Première, deuxième et troisième périodes classiques.

Appareil uro-génital. — Surveiller les albumineries orthostatiques, noter les phimosis, incontinence d'urine.

Maladies infectieuses. — Rougeole, scarlatine, variole, diphtérie, typhoïde, oreillons, coqueluche, méningite cérébro-spinale, poliomyélite.

Système nerveux. — Noter s'il est normal ou anormal, signaler les névroses, épilepsies, chorée.

Oreilles. — Noter les affections de l'oreille externe. Mesure de l'acuité auditive. Tracer sur un tableau noir une ligne horizontale de un mètre : diviser cette ligne en vingt parties égales et la numéroter dans les deux sens. L'écolier se place à l'extrémité de la ligne, le dos tourné au tableau et l'oreille gauche au zéro. Les yeux fermés et l'oreille droite obturée, il lève le bras lorsqu'il entend le tic-tac de la montre promenée par le médecin le long de la ligne.

On recommence pour l'oreille droite en faisant passer le sujet de l'autre côté de la ligne.

L'ouïe bonne sera indiquée par la distance maxima entendue par la majorité des enfants.

Maladies des yeux. — Noter les affections du globe oculaire et de ses annexes (conjonctivite, taies).

Examen de l'acuité visuelle à l'échelle optométrique. Inscrire sur la fiche la fraction portée en regard de la ligne que l'enfant pourra lire et indiquant l'acuité visuelle correspondante.

Pour constater s'il y a myopie, rapprocher du tableau l'enfant qui, au fur et à mesure qu'il s'avance, doit lire distinctement les caractères.

III. — EXTRAITS DE LOIS, DÉCRETS, CIRCULAIRES

Loi du 30 octobre 1886

Art. 9. — L'inspection des établissements d'instruction primaire publics ou privés est exercée :

. . . .

7° Au point de vue médical, par les médecins-inspecteurs communaux ou départementaux. . . . .
. . . .

Art. 14. — L'établissement des écoles primaires élémentaires publiques, créées par application des articles 11, 12 et 13 de la présente loi, est une dépense obligatoire pour les communes.

Sont également des dépenses obligatoires, dans toute école régulièrement créée :

Le logement de chacun des membres du personnel enseignant attaché à ces écoles ;

L'entretien ou la location des bâtiments et de leurs dépendances ;

L'acquisition et l'entretien du mobilier scolaire ;

Le chauffage et l'éclairage des classes et la rémunération des gens de service, s'il y a lieu.

Art. 48. — . . . .

En outre des attributions qui lui sont conférées par les dispositions de la présente loi, le Conseil départemental veille à l'organisation de l'Inspection médicale prévue par l'art. 9.

. . . .

Décret du 18 janvier 1887

Art. 141. — Les médecins désignés au paragraphe 7 de l'article 9 de la loi précitée n'auront entrée dans les écoles qu'après avoir été agréés par le Préfet.

Ils devront être Français et âgés de 25 ans au moins.

Leur inspection ne pourra porter que sur la santé des enfants, la salubrité des locaux et l'observation des règles de l'hygiène scolaire.

Arrêté organique sur l'Enseignement primaire

(18 janvier 1887)

DISPOSITIONS ADDITIONNELLES

Les articles 271, 272, 273 et 274 ont été ajoutés à l'arrêté du 18 janvier 1887 par arrêté du 18 janvier 1893.

Art. 271. — Le Comité départemental d'hygiène sera toujours consulté par l'Inspecteur d'Académie sur les conditions d'installation et sur l'état de salubrité des locaux affectés aux écoles primaires privées pour lesquelles il est fait une déclaration d'ouverture.

Art. 272. — En cas d'épidémie, le Préfet, sur la proposition de l'Inspecteur d'Académie, après avis du Maire et du Comité départemental d'hygiène, détermine les mesures sanitaires à prendre dans les écoles primaires publiques et privées et prononce, s'il y a lieu, la fermeture temporaire.

Art. 273. — ....

Art. 274. — Sont rapportées toutes les dispositions contraires au présent arrêté.

Instruction spéciale concernant la construction, le mobilier et le matériel d'enseignement des Ecoles maternelles publiques

(18 janvier 1887)

L'école maternelle comprend :

1° Un vestibule d'entrée formant salle d'attente pour les parents ;
2° Une ou deux salles d'exercices ;
3° Un préau couvert et fermé ;
4° Une cuisine pour préparer ou réchauffer les aliments des enfants ;
5° Une cour de récréation avec petit jardin ;
6° Un abri avec privés et urinoirs pour les enfants ;
7° Un logement pour la directrice, et, s'il y a lieu, un logement pour une ou plusieurs adjointes.

CONDITIONS GÉNÉRALES

Article premier. — Le terrain destiné à une école maternelle doit être central, dans de bonnes conditions d'aération, d'un accès facile et sûr, éloigné de tout établissement bruyant, insalubre ou dangereux, à 100 mètres au moins des cimetières.

Le sol, s'il est humide, sera assaini par un drainage.

L'étendue superficielle du terrain sera évaluée à raison de 8 mètres environ par élève ; elle ne pourra toutefois être inférieure à 400 mètres.

Art. 2. — La disposition des bâtiments sera déterminée suivant le climat de la région, en tenant compte des conditions hygiéniques, de l'exposition, de la configuration et des dimensions de l'emplacement ; des ouvertures libres sur le ciel et surtout de la distance des constructions voisines.

Quand l'école maternelle fera partie d'un groupe scolaire, on évitera de la placer entre l'école de garçons et l'école de filles.

Art. 3. — Tous les locaux à l'usage des enfants seront situés au rez-de-chaussée.

Le rez-de-chaussée sera exhaussé de trois marches de 0^m15 au-dessus du niveau extérieur.

Art. 4. — Aucun service étranger ne pourra être installé dans les bâtiments de l'école.

SALLES D'EXERCICES

Art. 5. — S'il y a plusieurs salles d'exercices, elles ne pourront être contiguës. Elles devront être en communication avec le préau couvert, soit directement, soit par des couloirs ou galeries d'au moins 1^m50 de largeur.

Art. 6. — Les salles d'exercice seront de forme rectangulaire.

Leur surface sera calculée de façon à assurer à chaque enfant un minimum de 0^m80.

La hauteur sous plafond sera de 4 mètres ; la largeur maximum de 8 mètres.

Art. 7. — Le sol sera parqueté en bois dur, scellé autant que possible sur bitume.

Toutefois, on admettra les bois de sapin et de pin dans les régions où ils sont seuls en usage, à la condition qu'ils seront employés par lames étroites et passées à l'huile de lin bouillante.

Si le plancher n'est pas établi sur caves, il sera posé sur une plate-forme ou couche de matériaux imperméables.

Art. 8. — Les plafonds seront plans et unis.

Une ligne indiquant le nord-sud y sera tracée.

Il n'existera pas de corniche autour des murs.

Les angles formés par la rencontre des murs ou cloisons entre eux, ou avec les plafonds seront arrondis sur un rayon de 0^m10.

Tous les parements intérieurs seront recouverts d'un enduit lisse permettant de fréquents lavages.

Sur une hauteur de 1 mètre, le revêtement devra être en boiserie.

Art. 9. — Les portes seront, de préférence, à un seul vantail et auront 0^m90 de largeur.

Les portes donnant directement des salles d'exercices sur l'extérieur (rues, chemins ou cours) sont interdites.

Art. 10. — L'éclairage par le plafond est interdit.

Les fenêtres devront être établies sur les deux murs longitudinaux des salles d'exercices.

Elles seront rectangulaires ou légèrement cintrées. Le nombre en sera calculé et les dimensions proportionnées de façon que la lumière arrive dans toutes les parties de la salle.

La distance entre le dessous du linteau et le dessous du plafond sera d'environ 0^m20.

L'appui taillé en glacis sur les deux faces ne sera pas à plus de 1^m20 du sol.

Les châssis seront, dans le sens de la hauteur, divisés en deux parties s'ouvrant séparément pour la ventilation.

Art. 11. — On installera dans chaque salle un poêle pourvu d'un réservoir d'eau avec surface d'évaporation.

Ce poêle sera garni d'une double enveloppe métallique ou d'une enveloppe de terre cuite.

Il sera entouré d'une grille en fer et ne contiendra ni four ni chauffe-plats.

Le tuyau de fumée ne devra en aucun cas, passer au-dessus de la tête des enfants.

Les élèves ne pourront être placés à une distance du poêle moindre de 1^m25.

Le poêle en fonte à feu direct est interdit.

Art. 12. — Des dispositions seront prises pour assurer, concurremment avec le chauffage, une ventilation convenable de toutes les parties de la salle.

Lss orifices d'accès de l'air pur qui devra être pris immédiatement à l'extérieur, et les orifices d'échappement de l'air vicié auront une section suffisante pour prévenir les obstructions.

PRÉAU, CUISINE ET COUR

Art. 13. — La surface du préau sera de 0^m80 environ par élève, la hauteur de 4 mètres sous plafond.

Le préau sera construit conformément aux prescriptions des articles 5, 6, 7, 8, 9, 10, 11 et 12 qui précèdent.

Art. 14. — La cuisine devra être en communication facile avec le préau.

Elle prendra l'air et le jour directement de l'extérieur.

Le sol sera carrelé, dallé ou cimenté.

Art. 15. — La surface de la cour de récréation sera calculée à raison de 3 mètres environ par enfant ; elle ne pourra toutefois avoir moins de 150 mètres.

Art. 16. — Le sol sera sablé. Le bitume, le pavage ou le ciment ne pourront être employés que pour les passages et les trottoirs.

Les passages et les trottoirs ne feront jamais saillie.

Dans le cas où le terrain serait en déclivité, la pente ne devra pas dépasser 0^m03 par mètre.

Le nivellement du sol sera établi de façon à assurer l'écoulement des eaux.

Les eaux ménagères ne devront jamais traverser la cour à ciel ouvert.

Art. 17. — La cour de récréation sera plantée d'arbres placés à distance convenable des bâtiments et disposés de façon à ménager l'espace nécessaire aux exercices et aux jeux des enfants.

Un petit jardin devra y être annexé.

PRIVÉS

Art. 18. — Toute école maternelle devra être munie de privés distincts pour chaque sexe et d'urinoirs pour les garçons.

Les privés et les urinoirs seront mis en communication par un abri avec le préau.

Art. 19. — Les préaux seront disposés de façon que les

vents régnant ne rejettent pas les gaz dans les bâtiments ni dans la cour.

Ils seront divisés par cases. Il y aura une case pour quinze enfants environ.

Chaque case aura 0^m55 de largeur sur 0^m80 de profondeur.

Art. 20. — Le siège sera couvert d'une lunette en bois. Il aura une hauteur d'environ 0^m23 et sera légèrement incliné en avant.

L'orifice, de forme oblongue, aura environ 0^m20 sur 0^m14. Il ne sera pas à plus de 0^m05 du bord.

La cuvette sera munie d'un appareil obturateur.

Art. 21. — Les urinoirs seront en nombre au moins égal à celui des privés.

Les cases auront environ 0^m35 de largeur, 0^m25 de profondeur et 0^m70 de hauteur.

Art. 22. — Les parois et le sol des privés et des urinoirs seront en matériaux imperméables. Tous les angles seront arrondis.

Une pente sera ménagée pour l'écoulement des liquides vers le siège, avec ouverture d'échappement au-dessus de la fermeture de l'appareil obturateur.

Un service d'eau sera établi pour le nettoyage.

Art. 23. — Les fosses seront fixes ou mobiles.

Les fosses mobiles, quel que soit le système de vidange adopté seront préférées toutes les fois qu'il sera possible de les établir ; elles seront pourvues d'un ventilateur.

Les fosses fixes seront de petite dimension, sans jamais avoir toutefois moins de 2 mètres de long, de large et de haut. Elles seront voûtées, construites en matériaux imperméables et enduites de ciment.

Elles seront étanches et le fond sera disposé en forme de cuvette, les angles extérieurs seront arrondis sur un rayon de 0^m25.

Elles seront établies loin des puits.

Elles seront munies d'un tuyau d'évent, qui sera élevé au-dessus de la toiture des privés aussi haut que l'exigera la disposition des constructions voisines.

Art. 24. — Les urinoirs et les privés n'auront pas de fermeture.

Ils seront masqués par une cloison pleine placée à 0^m60 du bord des cases. Cette cloison élevée de 0^m15 au-dessus du sol n'aura pas plus de 0^m70 de hauteur.

LOGEMENTS

Art. 25. — Le logement de la directrice comprendra deux ou trois pièces à feu, une cuisine, des privés intérieurs et une cave. La superficie totale sera de 70 mètres carrés.

Art. 26. — Le logement de l'adjointe comprendra une pièce à feu et un cabinet.

Art. 27. — L'école et les logements seront distincts. Ils n'auront aucune communication directe.

MOBILIER

Art. 28. — Le mobilier des salles d'exercices comprend des tables d'une hauteur au-dessus du sol de 0^{m}42 pour la section des petits, de 0^{m}45 pour les plus grands.

Elles auront de préférence, surtout pour la section des petits, la forme ovale, soit 1^{m}30 sur 0^{m}90, et recevront un groupe de huit enfants à 0^{m}45 par place.

Chaque enfant aura sa petite chaise, dont le siège sera élevé de 0^{m}22 pour les petits, de 0^{m}25 pour les plus grands.

Art. 29. — Si l'on emploie les tables scolaires à deux places et à bancs fixes avec dossier, les dimensions seront ainsi déterminées pour les deux sections.

Hauteur au-dessus du sol, 0^{m}42 et 0^{m}45.

Largeur, 0^{m}40.

Longueur, 0^{m}90.

Hauteur des sièges, 0^{m}22 et 0^{m}25.

Distance entre le siège et les tables, 0^{m}05.

Le dessus sera horizontal, si un système simple et économique ne permet pas de l'incliner au besoin pour quelques-uns des exercices des plus grands.

Le dossier du banc est formé par une traverse droite de 0^{m}08 de large, la hauteur de la partie supérieure du dossier au-dessus du siège est de 0^{m}18 et 0^{m}19.

Le banc a 0^{m}20 de large.

Art. 30. — Quelle que soit la forme de tables adoptée, leur disposition dans la salle devra permettre la facile exécution des mouvements et des évolutions.

Le long des murs, les passages auront au moins 0^{m}80.

Art. 31. — Une table avec tiroirs servira de bureau pour la maîtresse.

Art. 32. — Des tableaux noirs seront disposés sur les parois de la salle, placés à 0^{m}50 du parquet, ils s'élèveront jusqu'à 1^{m}20 au-dessus.

Art. 33. — Une armoire renfermera le matériel d'enseignement et d'éducation.

PRÉAU COUVERT

Art. 34. — Le mobilier du préau couvert comprend des portemanteaux pour les vêtements et des rayons à claire-voie disposés le long des parois, pour les paniers ; la hauteur en sera calculée pour que les enfants puissent eux-mêmes placer et reprendre leurs affaires.

Des bancs fixes avec dossiers établis au pourtour.

Des tables et des bancs mobiles pour les repas des enfants, la largeur de la table sera d'au moins 0^{m}60.

Des lits de repos : un pour dix enfants de la section des petits.

Des lavabos pourvus de serviettes ; ils seront disposés à l'une des extrémités du préau dans un entourage à claire-voie de un mètre de haut, avec portes d'entrée et de sortie. Le sol de cette partie du préau sera carrelé, dallé ou bitumé.

Les cuvettes des lavabos seront établies à raison d'au moins une pour dix enfants. Leur hauteur au-dessus du sol ne dépassera pas 0m50.

Art. 35. — Une armoire renfermera le linge de service et quelques vêtements de dessous pour les enfants, en cas de besoin.

Art. 36. — Des bancs en bois, à lames et avec dossier, seront établis au pourtour de la cour de récréation.

Une fontaine d'eau potable sera installée dans la cour.

MATÉRIEL D'ENSEIGNEMENT ET D'ÉDUCATION

Art. 37. — Le matériel d'enseignement et d'éducation comprend :

1° Une collection de jouets pour le préau couvert, par exemple animaux en bois ou en caoutchouc, poupées et chiffons, soldats de plomb ou de bois, ménages, boîtes de construction de parquetage, etc.), et pour la cour de récréation (par exemple, seaux, pelles, brouettes, chariots, cordes à sauter, cerceaux, balles, etc.) ;

2° Du sable pour les exercices géographiques et les constructions soit au préau, soit dans la cour ;

3° Des collections de bûchettes, bâtonnets, lattes, cubes, etc. ;

4° Des collections d'images ;

5° Le matériel nécessaire pour les exercices manuels ;

6° Des ardoises quadrillées d'un côté et unies de l'autre ;

7° Une collection d'objets usuels ;

8° Des lettres mobiles ;

9° Un globe terrestre et une carte murale de France ;

10° Un diapason ;

11° Un sifflet.

Instruction spéciale concernant la construction, le mobilier et le matériel d'enseignement des Écoles primaires élémentaires

(18 janvier 1887)

L'école primaire élémentaire comprend :

1° Un vestiaire distinct ou un vestibule pouvant servir de vestiaire ;

2° Une ou plusieurs classes ;

3° Un préau couvert avec gymnase, et, s'il y a lieu, un petit atelier pour le travail manuel élémentaire ;

4° Une cour de récréation et un jardin partout où il sera possible ;

5° Des privés et des urinoirs ;

6° Un logement pour l'instituteur ou l'institutrice et, s'il y a lieu, des logements pour les adjoints ou les adjointes ;

En outre, s'il y a lieu, pour les écoles de plus de trois classes :

1.° Un logement de concierge ;

2° Une pièce d'attente pour les parents ;

3° Un cabinet pour l'instituteur ou l'institutrice ;

4.° Une pièce pour les adjoints et les adjointes ;

5° Une salle de dessin avec un cabinet pour dépôt de modèles ;

6° Un atelier pour le travail manuel dans les écoles de garçons ou une salle de couture et de coupe pour les écoles de filles ;

7° Un gymnase.

(Dans les écoles doubles, le logement du concierge, la salle de dessin et le gymnase pourront être communs).

CONDITIONS GÉNÉRALES

Article premier. — Le terrain destiné à recevoir une école doit être central, bien aéré, d'un accès facile et sûr, éloigné de tout établissement bruyant, malsain ou dangereux, à 100 mètres au moins des cimetières.

Le sol sera assaini par le drainage.

Art. 2. — La superficie du terrain sera évaluée à raison de 10 mètres environ par élève, elle ne pourra toutefois avoir moins de 500 mètres.

L'école et ses annexes seront entourées d'une clôture.

Art. 3. — La disposition des bâtiments sera déterminée suivant le climat de la région, en tenant compte des conditions hygiéniques, de l'exposition de la configuration et des dimensions de l'emplacement, des ouvertures libres sur le ciel et surtout de la distance des constructions voisines.

Art. 4. — Dans les communes où le même bâtiment contiendra l'école et la mairie, les deux services devront être complètement séparés.

Aucun service étranger à l'école ne pourra être installé dans les bâtiments scolaires.

Art. 5. — L'épaisseur des murs ne sera, dans aucun cas, moindre de 0m45 s'ils sont construits en moellons, et de 0m35 s'ils sont construits en briques.

Art. 6. — Les matériaux trop perméables seront exclus de la construction. La tuile et l'ardoise seront employées pour la couverture de préférence au métal.

Art. 7. — Le sol du rez-de-chaussée sera exhaussé de 0m60 au-dessus du niveau extérieur.

Les pentes du terrain entourant la construction seront ménagées de façon à en éloigner les eaux.

Art. 8. — Si le plancher n'est pas établi sur caves, il sera posé sur une plate-forme ou couche de matériaux imperméables.

Art. 9. — Dans tout groupe scolaire, les bâtiments affectés aux diverses écoles seront indépendants les uns des autres et auront des entrées distinctes.

On évitera de placer l'école maternelle entre l'école de garçons et l'école de filles.

Art. 10. — L'effectif d'un groupe complet ne devra pas dépasser 750 élèves, savoir : 300 garçons et 300 filles et 150 enfants pour l'école maternelle.

LOGEMENT DU CONCIERGE

Art. 11. — Lorsque l'école aura un concierge, son logement sera établi au rez-de-chaussée et comprendra : une loge, une cuisine, une ou deux pièces, dés privés et une cave.

La pièce d'attente pour les parents sera située à proximité de la loge du concierge.

VESTIAIRES. — COULOIRS. — ESCALIERS

Art. 12. — Chaque classe aura, autant que possible, un vestiaire ; toutefois le même vestiaire pourra servir à deux ou à plusieurs classes contiguës. On y établira des porte-manteaux pour les vêtements et des rayons pour les paniers ou les sacs à provisions.

Dans les écoles rurales, le vestibule pourra servir de vestiaire.

Art. 13. — Chaque classe aura une entrée indépendante. Les portes ne devront pas ouvrir directement sur la rue, ni sur les cours.

Art. 14. — Lorsque les classes seront desservies par des galeries ou couloirs, ces galeries auront une largeur minima de 1^m50 et recevront directement l'air et la lumière.

Art. 15. — Les classes installées aux étages seront desservies par des escaliers droits sans partie circulaire.

Les volées de 13 à 16 marches seront séparées par un palier de repos.

Les marches auront au minimum 1^m35 de largeur, 0^m28 à 0^m30 de foulée, et au maximum 0^m16 de hauteur.

Les barreaux seront espacés de 0^m13 d'axe en axe. La main courante sera garnie de boutons saillants placés à 1 mètre de distance au plus. Une seconde main courante sera disposée le long des murs.

Art. 16. — Toute école recevant 300 élèves aux étages devra être desservie par deux escaliers.

CLASSE

Art. 17. — Le nombre maximum des places par classe sera de 50.

Art. 18. — La classe sera de forme rectangulaire. La surface sera calculée à raison de 1^m25 par élève.

La hauteur sous plafond ne sera jamais moindre de 4 mètres.

Art. 19. — Les dimensions des baies seront calculées de

façon que la lumière éclaire toutes les tables. La largeur des trumeaux sera aussi réduite que possible.

Les fenêtres seront rectangulaires ou légèrement cintrées.

L'intervalle entre la partie haute de la fenêtre et le niveau des plafonds sera d'environ 0m20.

Les appuis seront taillés en glacis sur les deux faces et élevés de 1m20 au-dessus du sol.

Lorsque l'éclairage sera unilatéral, le jour viendra nécessairement de la gauche des élèves et les conditions suivantes sont exigées :

1° La hauteur de la classe devra être égale aux deux tiers environ de sa largeur ;

2° Des baies d'aération seront percées dans la face opposée à celle de l'éclairage.

Dans tous les cas, la distance de la face ou des faces d'éclairage aux constructions voisines ne sera jamais inférieures à 8 mètres.

Art. 20. — On ne percera jamais de baies d'éclairage dans le mur qui fait face à la table du maître, ni dans celui qui fait face aux élèves.

L'éclairage par un plafond vitré est interdit.

Art. 21. — Les châssis de fenêtres seront dans les sens de la hauteur divisés en deux parties, s'ouvrant séparément pour la ventilation.

Art. 22. — Les plafonds seront plans et unis. Une ligne indiquant le nord-sud y sera tracée.

Il n'existera pas de corniche autour des murs.

Les angles formés par la rencontre des murs ou cloisons entre eux, ou avec plafonds, seront arrondis sur un rayon de 0m10.

Tous les parements intérieurs seront recouverts d'un enduit lisse permettant de fréquents lavages.

A la hauteur de 1m20, à défaut de boiserie, le revêtement sera exécuté en ciment.

Art. 23. — Le sol des classes sera parqueté en bois dur, scellé autant que possible sur bitume.

Toutefois, on admettra les bois de sapin et de pin dans les régions où ils sont seuls en usage, sous la condition qu'ils seront employés par lames étroites et passés à l'huile de lin bouillante.

Art. 24. — Les portes des classes seront de préférence à un seul vantail et auront 0m90 de largeur.

Art. 25. — La classe de l'école mixte ne sera pas divisée par une cloison.

Les filles et les garçons seront groupés séparément.

Art. 26. — On installera dans chaque salle un poêle pourvu d'un réservoir d'eau avec surface d'évaporation.

Ce poêle devra être garni d'une double enveloppe métallique ou d'une enveloppe de terre cuite.

Il sera entouré d'une grille de fer et ne contiendra ni four, ni chauffe-plats.

Le tuyau de fumée ne devra en aucun cas passer au-dessus de la tête des enfants.

Les élèves ne porront être placés à une distance du poêle, moins de 1^{m}25.

Le poêle en fonte à feu direct est interdit.

Art. 27. — Des dispositions seront prises pour assurer concurremment avec le chauffage une ventilation convenable de toutes les parties de la salle de classe. Les orifices d'accès de l'air pur qui devra être pris immédiatement à l'extérieur, et les orifices d'échappement de l'air vicié auront une section suffisante pour prévenir les obstructions.

SALLE DE DESSIN. — ATELIER POUR LE TRAVAIL MANUEL
ÉLÉMENTAIRE

Art. 28. — Dans les écoles de quatre classes et plus, une salle distincte sera affectée à l'enseignement du dessin. La superficie de cette salle sera calculée à raison de 1^{m}50 au minimum par place. Un cabinet pour le dépôt des modèles y sera annexé.

Art. 29. — Dans toutes les écoles de garçons, un atelier sera installé pour le travail manuel élémentaire. Dans les écoles de moins de trois classes cet atelier pourra être aménagé sous le préau.

Dans toutes les écoles de filles de plus de trois classes, une salle sera aménagée pour les travaux de couture et de coupe.

PRÉAU COUVERT. — DÉPENDANCE DU PRÉAU. — GYMNASE

Art. 30. — Toute école sera pourvue d'un préau couvert ou abri. La surface sera de 1^{m}25 environ par élève, la hauteur de 4 mètres sous plafond.

Il pourra y être installé des lavabos, ainsi que des tables mobiles pour les repas des élèves.

Art. 31. — Un fourneau pourra être établi à proximité du préau pour préparer ou réchauffer les aliments des enfants.

Art. 32. — A défaut d'une salle spéciale pour l'enseignement de la gymnastique, une partie du préau ou abri sera affectée à l'installation des appareils.

Le portique pourra être dressé dans la cour de récréation.

COUR DE RÉCRÉATION. — JARDIN

Art. 33. — La surface de la cour de récréation sera calculée à raison de 5 mètres au moins par élève ; elle ne pourra avoir moins de 200 mètres.

Art. 34. — Le sol sera sablé. Le bitume, le pavage ou le ciment ne pourront être employés que pour les passages et les trottoirs. Les passages et les trottoirs ne feront jamais saillie.

Le nivellement du sol sera établi de façon à assurer l'écoulement des eaux.

Les eaux ménagères ne devront pas traverser la cour à ciel ouvert.

Art. 35. — La cour de récréation pourra comprendre un petit jardin à l'usage des enfants. Elle sera plantée d'arbres placés à une distance convenable des bâtiments.

Des bancs fixes seront établis au pourtour de la cour. Une fontaine ou une pompe y sera installée.

Dans les écoles mixtes, la cour sera divisée par une claire-voie.

PRIVÉS ET URINOIRS. — FOSSES

Art. 36. — Toute école devra être munie de privés à raison de deux cabinets par classe dans les écoles de garçons et de trois cabinets par classe dans les écoles de filles.

Un cabinet sera réservé pour les maîtres.

Art. 37. — Les privés seront placés dans la cour de façon à être facilement surveillés.

Ils seront disposés de telle sorte que les vents régnants ne rejettent pas les gaz dans les bâtiments ni dans la cour.

Les cases auront 0^{m}70 de largeur et 1^{m}10 de longeur environ. Les portes ouvriront en dehors et seront munies de tampons en caoutchouc ; elles seront surélevées de 0^{m}20 au-dessus du sol et auront 1^{m}10 de hauteur.

Le siège en pierre, ciment ou fonte, aura 0^{m}20 de hauteur, il sera incliné de toutes parts vers l'orifice.

L'orifice, de forme oblongue, aura environ 0^{m}20 sur 0^{m}14, il sera à 0^{m}10 du devant.

La cuvette sera munie d'un appareil obturateur.

Dans les écoles mixtes, il y aura des privés distincts pour les garçons et pour les filles.

Art. 38. — Les écoles de garçons seront munies d'urinoirs en nombre au moins égal à celui des privés. Les cases auront environ 0^{m}35 de profondeur sur 0^{m}80 de hauteur ; elles seront espacées de 0^{m}40.

Un service d'eau sera établi pour le nettoyage.

Art. 39. — Les parois et le sol seront en matériaux imperméables ; tous les angles seront arrondis.

Une pente sera ménagée pour l'écoulement des liquides vers le siège avec l'ouverture d'échappement au-dessus de la fermeture de l'appareil obturateur.

Art. 40. — Les fosses seront fixes ou mobiles.

Les fosses mobiles, quel que soit le système de vidange adopté, seront préférées toutes les fois qu'il sera possible de les établir ; elles seront pourvues d'un ventilateur.

Les fosses fixes seront de petite dimension, sans jamais avoir toutefois moins de 2 mètres de long, de large et de haut.

Elle seront voûtées, construites en matériaux imperméables et enduites de ciment.

Elles seront étanches et le fond sera disposé en forme de cuvette ; les angles extérieurs seront arrondis sur un rayon de 0^{m}25.

Elles seront établies loin des puits.

Elles seront munies d'un tuyau d'évent qui sera élevé au-dessus de la toiture des privés, aussi haut que l'exigera la disposition des constructions voisines.

LOGEMENT DE L'INSTITUTEUR. — LOGEMENT DES ADJOINTS

Art. 41. — Le logement de l'instituteur se composera d'une salle à manger, de deux ou trois pièces, d'une cuisine, des privés et d'une cave. La superficie totale sera de 70 à 90 mètres carrés.

Le cabinet de l'instituteur sera situé au rez-de-chaussée et, autant que possible, à proximité des classes et du parloir.

Art. 42. — Aucune communication directe ne devra exister entre les classes et le logement de l'instituteur.

Art. 43. — Le logement des maîtres-adjoints comprendra une chambre et un cabinet.

Art. 44. — Un même escalier pourra desservir plusieurs logements.

Art. 45. — Dans les écoles de quatre classes et plus, une pièce située au rez-de-chaussée servira de vestiaire et de réfectoire pour les maîtres-adjoints.

MOBILIER ET MATÉRIEL D'ENSEIGNEMENT

Art. 46. — Les objets qui, dans toute école primaire élémentaire doivent composer le mobilier de classe et le matériel d'enseignement et être fournis par les communes, sont :

1° Pour chaque classe :

Un bureau avec estrade pour le maître ou la maîtresse, des bancs-tables en nombre suffisant pour tous les élèves fréquentant la classe ;

Un tableau noir, craie et éponges ;

Une méthode de lecture en tableaux (pour les classes de la division élémentaire seulement) ;

Un tableau de système métrique ou un compendium métrique ;

Des cartes géographiques : le département, la France, l'Europe, la mappemonde ou le planisphère ;

Un poêle ou un calorifère avec grille et un seau pour le charbon ;

2° Les outils les plus simples des principaux métiers ;

Les objets et les matières premières nécessaires pour l'enseignement des travaux manuels, conformément aux programmes ;

Des fusils scolaires et un râtelier pour ces fusils (pour les écoles de garçons) ;

Des agrès et appareils de gymnastique, portique, petit mât, gros mât, haltères, anneaux, échelles, corde à nœuds, barres à suspension, barres parallèles fixes, poutre horizontale, perches, bâtons, trapèze ;

3° Tous les objets indispensables pour la propreté de

l'école, tels que balais, seaux, plumeaux, arrosoirs, pelles à main ;

4° Une armoire-bibliothèque ;

5° Des portemanteaux pour les vêtements et des rayons pour les paniers et les sacs à provisions ;

6° Les registres et imprimés scolaires, tels que registre matricule, registre d'appel ou de présence, registre d'inventaire du mobilier de l'école et du matériel d'enseignement, catalogue des livres de la bibliothèque scolaire, registre des entrées et des sorties, registre des recettes et des dépenses.

Art. 47. — Une table avec tiroirs, posée sur une estrade de 0^m30 à 0^m32 (hauteur de deux marches), servira de bureau pour le maître.

Art. 48. — Les tables-bancs seront à une ou deux places, mais de préférence à une place.

Quatre types seront établis pour les écoles des communes dans lesquelles il n'existe pas d'école maternelle (écoles à classe unique).

Le type I pour les enfants dont la taille varie de 1 mètre à 1^m10.

Le type II pour ceux de 1^m11 à 1^m20.

Le type III pour ceux de 1^m21 à 1^m35.

Le type IV pour ceux de 1^m36 à 1^m50.

Trois types seulement, les types II, III, IV seront adoptés dans les écoles qui ne reçoivent les enfants qu'à 6 ans, c'est-à-dire au sortir de l'école maternelle (écoles à plusieurs classes).

Un cinquième type pourra être établi pour les enfants dont la taille excéderait 1^m50.

On inscrira sur chaque table-banc le numéro du type auquel elle appartient avec indication de la taille correspondante : exemple : III, 1^m21 à 1^m35.

Les instituteurs devront mesurer leurs élèves une fois par an, à l'époque de la rentrée des classes.

La tablette à écrire aura au-dessus du plancher, mesures prises au bord de la table, les dimensions ci-dessous :

	TYPES				
	1	2	3	4	5
Largeur au-dessus du sol...	0^m44	0^m49	0^m55	0^m62	0^m70
Hauteur d'arrière en avant..	0^m35	0^m37	0^m39	0^m42	0^m45
Longeur pour la table banc à à une seule place........	0^m55	0^m55	0^m60	0^m60	0^m60
Longueur pour place d'enfant pour la table-banc à deux places	0^m50	0^m50	0^m55	0^m55	0^m55
Soit pour les deux places..	1^m00	1^m00	1^m00	1^m10	1^m10

L'inclinaison variera de 1 à 18 degrés sans être jamais inférieure à 15 degrés.

Le banc sera fixe, légèrement incliné en arrière et aura les dimensions ci-dessous :

	TYPES				
	1	2	3	4	5
Hauteur au dessus du sol prise au milieu du banc..	0ᵐ27	0ᵐ30	0ᵐ34	0ᵐ39	0ᵐ45
Longueur d'avant en arrière	0ᵐ21	0ᵐ23	0ᵐ25	0ᵐ27	0ᵐ30
Longueur (banc à 1 place)—	0ᵐ50	0ᵐ50	0ᵐ55	0ᵐ55	0ᵐ55
Longueur (banc à 2 places).	0ᵐ45	0ᵐ45	0ᵐ50	0ᵐ50	0ᵐ50
Soit pour le banc double..	0ᵐ90	0ᵐ90	1ᵐ00	1ᵐ00	1ᵐ00

Le dossier du banc à une seule place et du banc à deux places consistera en une traverse de 0ᵐ10 de largeur dressée droite avec arêtes abattues ; il aura les dimensions suivantes :

	TYPES				
	1	2	3	4	5
Hauteur de l'arête supérieure au-dessus du siège à....	0ᵐ19	0ᵐ21	0ᵐ24	0ᵐ26	0ᵐ28
Longueur égale à celle du banc pour la table......	0ᵐ50	0ᵐ50	0ᵐ55	0ᵐ55	0ᵐ55
Et pour la table-banc à deux places	0ᵐ90	0ᵐ90	1ᵐ00	1ᵐ00	1ᵐ00

Le banc et le dossier seront continus, toutes les arêtes seront abattues.

La tablette à écrire peut être mobile ou fixe.

Suivant qu'on fera emploi de l'une ou de l'autre, les règles ci-après énoncées devront être observées :

TABLE-BANC A TABLETTE MOBILE

1° Situation où la tablette est rapprochée de l'enfant :

	TYPES				
	1	2	3	4	5
La verticale tombant de l'arête de la tablette devra rencontrer le banc à une distance du bord antérieur de ce banc égale à.....	0ᵐ03	0ᵐ05	0ᵐ06	0ᵐ05	0ᵐ04
L'intervalle entre l'arête de la tablette et le dossier sera de................	0ᵐ18	0ᵐ18	0ᵐ19	0ᵐ22	0ᵐ26

2° Situation où la tablette est éloignée de l'enfant :

	TYPES				
	1	2	3	4	5
Entre ladite verticale et le bord antérieur du banc, l'intervalle sera égal à...	0ᵐ09	0ᵐ10	0ᵐ11	0ᵐ12	0ᵐ13

La tablette dite à bascule formée de deux parties se repliant l'une sur l'autre au moyen de charnières est interdite.

TABLE-BANC A TABLETTE FIXE

La distance entre le banc et la tablette sera nulle, c'est-à-dire que la verticale tombant de l'arête de la table rencontrera le bord antérieur du banc.

Un casier pour les livres sera ménagé sous la tablette à écrire.

Un encrier mobile de verre ou de porcelaine à orifice étroit sera adapté à la table et placé à la droite de chaque élève.

Les traverses, barres d'attache, barres d'appui pour les pieds, reposant les unes et les autres sur le plancher, sont interdits.

Art. 49. — Il ne sera fait usage que du tableau ardoisé.

Art. 50. — Dans les classes de dessin, les tables seront simples, les élèves devant être placés sur une même ligne et recevoir le jour de gauche à droite.

Elles seront à deux places ; elles auront 1ᵐ30 de longueur, 0ᵐ65 de largeur et 0ᵐ85 de hauteur (0ᵐ75 seulement pour la taille inférieure). Elles seront horizontales, afin de pouvoir servir au dessin géométrique. Elles porteront au bord opposé à l'élève, une tablette horizontale fixe et continue, d'une largeur de 0ᵐ12 environ, et d'une élévation au-dessus de la table de 0ᵐ07.

Cette tablette est destinée à recevoir le matériel nécessaire au travail et permet à l'élève, suivant les besoins, d'incliner sa planche.

Au milieu de la tablette et sur le bord antérieur sera placée verticalement une planche de 0ᵐ30 de largeur, sur 0ᵐ48 de hauteur, ayant en avant une saillie circulaire de 0ᵐ05 de rayon. Cette planche servira de support au modèle graphié pour le dessin géométrique, ou au bas-relief pour le dessin d'art.

Elle sera soutenue à sa partie supérieure par une tige en fer fixée aux extrémités de la table.

Pour le dessin à main levée, l'élève assis sur un tabouret, posera l'une des extrémités du carton sur ses genoux, l'autre sur le bord de la table ; il se trouvera ainsi à une distance convenable de l'objet à reproduire, distance qu'on évalue approximativement à deux fois la plus grande dimension du modèle.

Les tables devront être fixées au sol. Les tabourets seront, au contraire, mobiles et de trois hauteurs différentes : 0ᵐ35, 0ᵐ45 pour le dessin d'art, 0ᵐ70 pour le dessin géométrique.

A l'extrémité de la salle sera aménagé l'hémicycle pour le dessin d'après relief, bas-relief et ronde bosse. Il sera formé de deux ou trois rangs de gradins ou demi-cercles concentriques, avec barres d'appui, de préférence en fer.

Un tableau, destiné aux explications et aux leçons orales, sera placé au fond de l'hémicycle.

Arrêté et Règlement modèle
relatifs aux prescriptions hygiéniques à prendre
dans les écoles primaires
pour prévenir et combattre les épidémies

(18 août 1893).

Vu la loi du 30 octobre 1886, article 9, qui porte:

« L'inspection des établissements d'instruction primaire publics ou privés est exercée... 7° au point de vue médical, par les médecins-inspecteurs communaux ou départementaux...

« L'inspection des écoles publiques s'exerce conformément aux règlements délibérés par le Conseil supérieur...

« Celle des écoles privées porte sur l'hygiène.

Article premier. — Les prescriptions hygiéniques à prendre dans les écoles primaires publiques pour prévenir et combattre les épidémies sont fixées dans tous les départements par arrêté du Préfet.

Art. 2. — Elles sont rédigées d'après les indications contenues dans le Règlement modèle ci-annexé.

Règlement modèle relatif aux prescriptions hygiéniques
à prendre dans les écoles primaires
pour prévenir et combattre les épidémies

CHAPITRE PREMIER

MESURES GÉNÉRALES A PRENDRE POUR ÉVITER L'ÉCLOSION DES MALADIES CONTAGIEUSES

Article premier. — Les écoles doivent être pourvues d'eau pure (eau de source, eau filtrée ou bouillie). L'eau pure seule sera mise à la disposition des élèves.

Art. 2. — Les cabinets d'aisances des écoles ne doivent pas communiquer directement avec les classes. Les fosses doivent être étanches et, le plus possible, éloignées des puits.

Art. 3. — Pendant la durée des récréations et le soir après le départ des élèves, les classes doivent être aérées par l'ouverture de toutes les fenêtres.

Art. 4. — Le nettoyage du sol ne doit pas être fait à sec par le balayage, mais au moyen d'un linge ou d'une éponge mouillée promenée sur le sol.

Art. 5. — Hebdomadairement, il est fait un lavage du sol, à grande eau et avec un liquide antiseptique. Un lavage analogue des parois doit être fait au moins deux fois par an, notamment aux vacances de Pâques et aux grandes vacances.

Art. 6. — La propreté de l'enfant est surveillée à son arri-
vée. Chaque enfant doit se laver les mains au lavabo avant
la rentrée en classe après chaque récréation.

CHAPITRE II

MESURES GÉNÉRALES A PRENDRE EN PRÉSENCE D'UNE MALADIE
CONTAGIEUSE

Art. 7. — Le licenciement de l'école ne doit être prononcé
que dans les cas spécifiés à l'article 14. Auparavant l'on doit
recourir aux évictions successives et employer les mesures de
désinfection prescrites ci-après.

Art. 8. — Tout enfant atteint de fièvre doit être immédiatement éloigné de l'école ou envoyé à l'infirmerie dans le
cas d'un internat.

Art. 9. — Tout enfant atteint d'une maladie contagieuse
bien confirmée doit être éloigné de l'école et, sur l'avis du
médecin chargé de l'inspection, cette éviction peut s'étendre
aux frères et sœurs dudit enfant ou même à tous les enfants
habitant la même maison.

Art. 10. — La désinfection de la classe est faite, soit dans
l'entre-classe, soit le soir, après le départ des élèves.
Elle comprend :
Le lavage de la classe (sol et parois) avec une solution
antiseptique
La désinfection par pulvérisation des cartes et objets sco-
laires appendus au mur ;
La désinfection par lavages des tables, bancs, meubles, etc.;
La désinfection complète du pupitre de l'élève malade.
La destruction par le feu des livres, cahiers, etc., de l'élève
malade, et des jouets ou objets qui auraient pu être conta-
minés dans les écoles maternelles.

Art. 11. — Il est adressé à la famille de chaque enfant atteint d'une affection contagieuse une instruction sur les pré-
cautions à prendre contre les contagions possibles et sur la
nécessité de ne renvoyer l'enfant qu'après qu'il aura été
baigné ou lavé plusieurs fois au savon et que tous ses habits
auront subi soit la désinfection, soit un lavage complet à
l'eau bouillante.

Art. 12. — Les enfants qui ont été malades ne pourront
rentrer à l'école qu'avec un certificat médical et après qu'il
se sera écoulé, depuis le début de la maladie, une période de
temps égale à celle prescrite par les instructions de l'Académie de médecine.

Art. 13. — Dans le cas où le licenciement est reconnu
nécessaire, il est envoyé à chaque famille, au moment du licenciement, un exemplaire de l'instruction relative à la
maladie épidémique qui l'aura nécessité.

CHAPITRE III

MESURES PARTICULIÈRES A PRENDRE POUR CHAQUE MALADIE CONTAGIEUSE

Les dispositions de l'article 14 ont été remplacées par celles de l'arrêté du 3 février 1912. Voir ci-après.

ARRÊTÉ

relatif à la durée d'isolement à prescrire pour les élèves d'établissements d'enseignement public atteints de maladies contagieuses

(3 février 1912)

Article premier. — La durée d'isolement à prescrire pour les élèves des établissements d'enseignement public de tout ordre, atteints de maladie contagieuse et les conditions auxquelles cette durée pourrait être éventuellement subordonnée, tant pour les malades que pour leurs frères ou leurs sœurs sont fixées comme il suit :

A. — ÉVICTION DES ÉLÈVES MALADES

Diphtérie : 30 jours après guérison clinique constatée par certificat médical. Ce délai peut être abaissé si, après deux ensemencements opérés à huit jours d'intervalle, l'examen bactériologique est négatif.

Variole : 40 jours après le début de la maladie, la réadmission ne pouvant d'ailleurs avoir lieu que sur présentation d'un certificat médical constatant qu'il n'existe plus de croûtes ou squames et que l'élève a pris un bain.

Scarlatine : mêmes mesures.

Rougeole : 16 jours.

Oreillons : 21 jours.

Coqueluche : 30 jours après disparition absolue des quintes spasmodiques constatée par certificat médical.

Varicelle : 16 jours après le début de la maladie.

Rubéole : *Idem*.

Fièvre typhoïde et paratyphoïde : 28 jours après la guérison constatée par certificat médical.

Dysenterie : *Idem*.

Méningite cérébro-spinale : 40 jours après guérison clinique constatée par certificat médical, la réadmission ne pouvant d'ailleurs avoir lieu que sur attestation que l'enfant n'est pas ou n'est plus atteint de coriza chronique rebelle consécutif à la maladie.

Ce délai peut être abaissé, s'il est établi par certificat bactériologique qu'après deux examens opérés à huit jours d'intervalle on ne trouve plus trace de méningocoques dans le rhino-pharynx.

Poliomyélite : 30 jours après le début de la maladie.

Teignes (faveuse ou tricophytique) : jusqu'à guérison.

Trachome : jusqu'à guérison.

B. — ÉVICTION DES FRÈRES ET SŒURS

a) Si le malade n'a pas été isolé, ses frères et sœurs rentrent en même temps que lui, à moins qu'ils n'aient été eux-mêmes atteints.

b) Si les malades ont été isolés, la réadmission des frères et sœurs a lieu après un délai correspondant à la période d'incubation de la maladie augmenté de deux jours, dans les conditions ou sous les réserves suivantes :

Diphtérie : 15 jours après l'isolement, sauf production d'un certificat bactériologique, établissant qu'après deux ensemencements à huit jours d'intervalle le résultat est négatif.
Variole : 18 jours.
Scarlatine : 8 jours.
Rougeole : 18 jours.
Oreillons : 24 jours.
Coqueluche : 21 jours.
Varicelle : 18 jours.
Rubéole : 18 jours.
Fièvre typhoïde et paratyphoïde : 21 jours.
Dysenterie : 21 jours.
Méningite cérébro-spinale : 28 jours, sauf production d'un certificat bactériologique établissant qu'après deux ensemencements opérés à huit jours d'intervalle, on ne retrouve plus trace de méningocoques dans le rhino-pharynx.
Poliomyélite : 23 jours.
Teigne : pas d'éviction.
Trachome : pas d'éviction.

Art. 2. — Toutes les dispositions contraires au présent arrêté sont abrogées.

Loi du 20 mars 1883

Relative à l'obligation de construire des maisons d'école dans les chefs-lieux de commune et dans les hameaux.

Loi du 20 juin 1885

Relative aux subventions de l'Etat pour constructions et appropriations d'établissements et de maisons destinées au service de l'enseignement supérieur, de l'enseignement secondaire et de l'enseignement primaire.

Décret du 15 février 1886

Précisant et complétant les dispositions qui doivent assurer l'exécution de la loi du 20 juin 1885, relative aux subventions de l'Etat pour constructions et appropriations d'établissements et de maisons destinées au service de l'enseignement.

Décret du 7 avril 1887

Art. 19. — Lorsque pour une cause quelconque, le local dans lequel est installée une école ou une classe a cessé d'être propre à cet usage, le Préfet, sur le rapport de l'Inspecteur d'Académie, et après avis du Conseil départemental de l'Instruction publique, met la commune en demeure de faire dresser les plans et devis des travaux nécessaires à l'appropriation du local et de pourvoir à la dépense. Il fixe le délai dans lequel ces travaux doivent être exécutés.

En cas de refus de la commune, il peut prononcer l'interdiction du local.

Dans le cas où il s'agit d'une école ou d'une classe dont l'établissement donne lieu à une dépense obligatoire, si la commune refuse ou néglige de faire exécuter les travaux ou de fournir un local, le Préfet pourvoit à l'exécution d'office, conformément aux dispositions contenues dans le chapitre III du présent décret.

Lois des 19 juillet 1889 et 25 juillet 1893

Art. 4. — (Modifié par l'article 56 de la loi de finances du 28 décembre 1908).

Sont à la charge des communes :

1° ....

2° L'entretien et, s'il y a lieu, la location des bâtiments des écoles primaires ; le logement des maîtres, ou les indemnités représentatives ;

3° Les frais de chauffage et d'éclairage des classes dans les écoles primaires ;

4° La rémunération des gens de service dans les écoles maternelles publiques est à la charge des communes ; il en est de même des frais de balayage et de nettoyage des classes et des locaux à l'usage des écoles primaires élémentaires situées dans les communes ou sections de communes dont la population agglomérée est de 500 habitants au moins ;

5° L'acquisition, l'entretien et le renouvellement du mobilier scolaire et du matériel d'enseignement.

Loi du 10 juillet 1903

Modifiant la procédure instituée par l'article 10 de la loi du 20 mars 1883 et par les articles 41 à 50 du décret du 7 avril 1887 pour la construction d'office de maisons d'école.

Lois des 10 avril 1867 et 28 mars 1882

Relatives aux Caisses des Ecoles.

Circulaire du 27 juillet 1889

Relative à un nouveau mode de répartition, à partir de 1890, du crédit annuel destiné aux Caisses des Ecoles.